AF309811

Le Kéfir

et la

Kéfirothérapie

PAR MM.

L. HALLION

ANCIEN INTERNE EN MÉDECINE DES HOPITAUX
CHEF DU LABORATOIRE DE PHYSIOLOGIE PATHOLOGIQUE
AU COLLÈGE DE FRANCE

ET

CARRION

CHEF DE LABORATOIRE A L'HOPITAL SAINT-ANTOINE

PARIS

GEORGES CARRÉ ET C. NAUD, ÉDITEURS

3, RUE RACINE. 3

—

1901

LE KÉFIR

ET LA KÉFIROTHÉRAPIE

Depuis plus de vingt années, le kéfir n'a cessé de susciter, surtout à l'étranger, de nombreux et intéressants travaux, d'ordre scientifique et pratique, dont les plus récents tout au moins sont peu connus en France. Nous voudrions, dans cette courte monographie, résumer l'état actuel de la question, tel que nous l'avons exposé dans trois articles de la *Presse Médicale*[1]. Nous avons nous-mêmes étudié expérimentalement la fermentation kéfirique aux points de vue chimique et bactériologique, et nous aurons à faire allusion,

---

1. HALLION et CARRION. *Presse Médicale*, 30 mai 1900, 27 janvier 1901 et 2 mars 1901.

chemin faisant, à nos observations et remarques personnelles.

Le kéfir est une boisson acidulée, gazeuse, légèrement alcoolique, engendrée par une fermentation particulière du lait de vache. Cette fermentation a pour agents des micro-organismes spéciaux, seuls aptes à la produire. Elle a pour résultats des transformations chimiques, portant à la fois sur la lactose et sur les matières albuminoïdes du lait.

Ces transformations rendent le lait plus digestible, plus complètement assimilable et par suite plus nourrissant, surtout dans certains cas pathologiques.

Depuis un temps immémorial les Tartares qui peuplent les sommets du Caucase se transmettent de génération en génération, de famille à famille, le ferment du kéfir. Ils l'appellent le « millet du Prophète », car ils prétendent le tenir de Mahomet, qui lui-même l'aurait reçu d'Allah. Ainsi l'on retrouve, à l'origine du kéfir, ces légendes qui entourent chez d'autres peuples l'origine de diverses boissons fermentées ; aux époques primitives, les phénomènes de la fermentation alcoolique ont dû frapper vivement l'imagination des hommes par la singularité de leur apparence, le mystère de leur cause et l'étrangeté de leurs effets.

Longtemps les Tartares ont gardé pour eux seuls, avec une religieuse vigilance, le don précieux d'Allah. Un préjugé régnait : si quelque parcelle du « millet du Prophète » passait aux mains d'un incroyant, la merveilleuse semence perdrait aussitôt son efficacité, et c'en serait fait de la préparation du kéfir, chez les Mahométans eux-mêmes. Aujourd'hui la profanation est consommée, sans qu'Allah ait manifesté sa colère.

Il y a quelque vingt ans, les médecins établis dans la région du Caucase commencèrent à se communiquer entre eux, par les comptes rendus des sociétés locales, les heureux effets thérapeutiques du kéfir, et bientôt, dans toute la Russie, leur opinion se répandit et prévalut ; des travaux parurent, attribuant à la kéfirothérapie des résultats remarquables, non seulement dans les maladies du tube digestif, mais encore et surtout dans la phtisie pulmonaire et, d'une façon plus générale, dans tous les états où la nutrition languissante demande à être stimulée. Le kéfir s'introduisit aussi dans les pays de langue allemande, et y suscita de nombreuses publications. Il ne tarda pas, enfin, à pénétrer en France, où MM. Dujardin-Beaumetz, Lépine, et surtout Hayem, le firent connaître, et où il fut l'objet d'une monographie intéressante, la thèse de Costa Dinitch (1888). Mais la bibliographie médicale du kéfir compte surtout des travaux russes et allemands, et cette boisson est loin d'avoir acquis chez nous la vogue dont elle jouit ailleurs.

Tandis que les médecins étudiaient le kéfir dans ses applications à la thérapeutique et à l'hygiène, les naturalistes, les bactériologistes, les chimistes le considéraient à leurs points de vue propres; on déterminait la nature de la fermentation kéfirique, la morphologie et les habitudes biologiques singulières des microorganismes spéciaux qui la produisent, les transformations qu'elle engendre dans les éléments constituants du lait. Ce sont ces recherches que nous voudrions exposer ici : elles n'ont pas seulement un intérêt scientifique et doctrinal; grâce à elles, on a pu perfectionner la fabrication du kéfir, comme on avait perfectionné celles du vin et de la bière, et l'on a mieux compris, sachant en quoi le kéfir diffère du lait, par quels côtés il lui est supérieur comme aliment et quelles sont les raisons de son efficacité thérapeutique.

CHAPITRE PREMIER

LA FERMENTATION KÉFIRIQUE

Nous considérerons successivement, dans ce chapitre sur la fermentation kéfirique, les transformations chimiques qu'elle engendre, les agents qui y coopèrent et les conditions qu'elle exige.

Composition chimique du kéfir.

Les modifications portent sur le sucre de lait ou *lactose* d'une part, et d'autre part sur les *matières albuminoïdes* du lait.

Une partie de la *lactose* fournit de l'acide lactique; c'est à cela qu'est due, pour la plus grande part, la saveur acide du kéfir. Si le lait n'avait subi que la fermentation lactique, le kéfir se distinguerait à peine du lait caillé vulgaire ; mais ce qui fait sa caractéristique, ce sont d'autres fermentations, qu'il nous reste à indiquer.

D'abord la fermentation alcoolique : une partie de la lactose se transforme en alcool et acide carbonique, suivant une formule connue, qu'il serait superflu de rappeler ici. Nous reviendrons plus tard sur les étapes de cette transformation, quand nous en rechercherons les agents spéciaux. Soit dit en passant, le ferment du kéfir, mis en présence de maltose ou de saccharose, leur fait subir, aussi bien qu'à la lactose, la fermentation alcoolique, et un médecin militaire, M. Casteret[1], a eu récemment l'idée de préparer ainsi, simplement avec de l'eau sucrée, une boisson rafraîchissante qu'il a fait prendre aux soldats. La production d'alcool, d'ailleurs minime, incapable de provoquer aucune intoxication, entre pour une légère part dans la saveur spéciale du kéfir ; d'autre part,

______

1. J. Casteret. — « Le kéfir à l'eau comme boisson hygiénique dans l'armée. » La *Presse Médicale*, 1899, 7 janvier, n° 2, p. 5.

l'acide carbonique le rend gazeux et mousseux, à la façon de la bière.

Les *matières albuminoïdes* du lait subissent aussi des modifications importantes, qui portent notamment sur la principale d'entre elles : la *caséine*. Celle-ci n'est pas seulement coagulée, comme dans le simple lait caillé, et le coagulum n'est pas seulement divisé mécaniquement par l'agitation à laquelle nous verrons que le kéfir est soumis. La caséine se trouve, dans le kéfir, précipitée à l'état de grumeaux extrêmement ténus, qui, remis en suspension par une agitation légère, prêtent au liquide la consistance de la crème ; mais il y a plus : une partie de la caséine est solubilisée, soit sous forme de peptone, soit à l'état de protéose, qui est le prélude de la peptonisation.

Ces transformations chimiques de la matière albuminoïde dans le kéfir valent qu'on s'y arrête, car elles comportent des déductions intéressantes relativement à la valeur alimentaire de cette boisson. En effet, les modifications que détermine la fermentation kéfirique sont *très analogues, sinon identiques, à celles que produit la digestion gas-*

tro-intestinale. Que devient, en effet, le lait dans l'estomac? Tout d'abord il se caille, puis le caillot est attaqué, pénétré peu à peu par le suc gastrique, morcelé en fragments qui sont attaqués et désagrégés à leur tour ; enfin, soit dans l'estomac, soit dans l'intestin, ces fragments se dissolvent et passent à l'état de protéose, puis de peptone. C'est alors seulement que la caséine transformée devient absorbable. Or, dans le vase où le kéfir s'élabore, la même série de phénomènes s'observe, et de même que, dans les voies digestives, ces phénomènes sont l'œuvre de *ferments solubles* sécrétés par les cellules glandulaires, de même, dans le kéfir, ils sont attribuables à des ferments solubles que sécrètent des microorganismes spéciaux. Ce qui importe au point de vue pratique, c'est que le kéfir représente, en définitive, du lait en grande partie digéré : introduit dans les voies digestives, il leur apporte, pour ainsi dire, une besogne aux trois quarts faite.

En résumé, fermentation lactique, fermentation alcoolique, fermentation digestive de la caséine, tels sont les principaux termes. De là les propriétés physiques et organoleptiques

du kéfir, qui est acide, mousseux et de consistance crémeuse.

Les ferments du kéfir.

Quand il s'agit d'obtenir industriellement
le kéfir, on met dans du lait de vache une
quantité suffisante du « millet du Prophète »,
qu'on appelle parfois, assez improprement, le
« Champignon » du kéfir, et qui est consti-
tué, comme nous le verrons, par une agglo-
mération de ferments figurés spécifiques. Le
champignon, ou mieux le *grain de kéfir*, se
vend à l'état sec ; il suffit de le mettre dans
l'eau pour qu'il se gonfle et devienne apte
à revivre. Qu'on imagine une multitude de
grains de millet conglomérés en de petites
masses du volume d'un pois, et ces petites
masses elles-mêmes soudées en des masses
plus grosses ; on obtiendra, en définitive, un
corps finement grenu, lobulé, rappelant un
débris de chou-fleur : tel est le grain de kéfir.
Placé dans du lait qu'on renouvelle, il gran-
dira à la façon d'une plante. Desséché, il
conservera ses propriétés végétatives et fer-

mentatives pendant plusieurs mois et même plusieurs années.

On cite comme exceptionnel et surprenant le cas d'un grain de kéfir qu'on a pu ranimer au bout de deux années ; mais nous avons pu en collaboration avec M. Comte, produire un kéfir parfait avec des grains conservés secs depuis dix années, et que nous avions régé nérés par culture dans le lait.

On doit à Kern, naturaliste russe, les premières recherches sur la structure et la composition du millet du Prophète. Par le microscope, il y constate la présence de deux séries d'éléments bien différents : d'abord et surtout des bâtonnets, orientés en tous sens, unis par une substance amorphe et formant une sorte de feutrage, ensuite des cellules de levure logées dans des lacunes du feutrage bacillaire. Il fait de cette levure une simple variété de la levure de bière, mais on doit y voir une espèce spéciale : *Saccharomyces kefir*. D'autre part, il regarde les bâtonnets comme appartenant à un genre nouveau, le genre *dispora* ; mais on se contente aujour d'hui d'en faire une simple espèce du genre bacille : *Bacillus caucasicus* (R. Blanchard)

Le même savant tenta d'isoler ces deux microorganismes par des cultures en divers milieux, mais il apparaît manifestement qu'il eut affaire à des cultures très impures. Quoi qu'il en soit, tous les auteurs qui ont étudié après lui le grain de kéfir (et nos propres recherches, encore inédites, ont abouti à la même constatation) ont retrouvé les deux microorganismes qu'il avait signalés. Parmi eux, citons Krannhals, dont le travail vulgarisa en Allemagne celui de Kern et fut à son tour vulgarisé en France par un intéressant article de M. Bourquelot[1]; citons encore Beyerinck, Scholl, Adametz, Nicolaï Essauloff, qui semble avoir le premier réussi à préparer le kéfir en mélangeant les microorganismes isolés par des cultures ; de Freudenreich[2], enfin, dont le travail rappelle et résume les recherches antérieures, et apporte à l'étude de la question une très importante contribution personnelle.

---

1. BOURQUELOT. — *Revue-scientifique*, 1886, n° 6.
2. FREUDENREICH. — *Annales de micrographie*, 1897, IX, p. 5-33. (Cet article contient les indications bibliographiques relatives au sujet.)

Cet auteur trouve dans le kéfir quatre espèces distinctes, qui sont, outre les deux microorganiques de Kern, un gros streptocoque (*streptocoque a*), que nous avons aussi constamment rencontré, et un petit streptocoque (*streptocoque b*).

Essauloff, de son côté, considérait comme hôtes normaux du kéfir le saccharomyces, le bacille lactique et le bacillus subtilis. Mais ce dernier bacille n'est très probablement dans le kéfir qu'un hôte fortuit, de même que l'oidium lactis, diverses levures et bactéries, plutôt nuisibles qu'utiles à la fermentation régulière.

Après avoir isolé les uns des autres les microorganismes spécifiques du kéfir, on n'a pas manqué d'étudier l'action particulière de chacun d'eux sur le lait et sur la lactose : c'est ce qu'a fait notamment de Freudenreich dans son important travail. Telle des bactéries du kéfir produit de l'acide lactique, et pourtant ne détermine aucune coagulation ; telle autre (le *Bacillus caucasicus* d'après Scholl) digère la caséine.

Quant à l'alcool, il est produit, comme on pouvait s'y attendre, par la levure spéciale ;

toutefois, dans le kéfir, la transformation du sucre est moins simple que dans le vin ou la bière. En effet, le *saccharomyces kefir*, en culture pure, fait bien fermenter la saccharose et la maltose, mais, chose remarquable, il est incapable, quoiqu'on le puisse cultiver dans le lait, d'attaquer la lactose directement. Pour qu'il remplisse son rôle de ferment alcoolique, il faut que la lactose ait subi une transformation préalable en acide lactique, quel que soit d'ailleurs l'agent de cette dernière (de Freudenreich). Autrement dit, aucun des microorganismes du kéfir ne saurait, à lui seul, déterminer la fermentation alcoolique ; leur association est nécessaire pour la réaliser.

Une fois faite l'analyse bactériologique du kéfir, on a pu en obtenir la synthèse, en mélangeant les microorganismes qu'on avait isolés. Cette reconstitution, il est vrai, n'est pas sans difficultés, et de plus, si l'on a pu préparer ainsi un liquide semblable au kéfir, aucun grain ne s'y est ébauché. La genèse de ces grains, dont la structure est si particulière, demeure donc obscure,

La préparation du kéfir.

Les notions que nous avons rappelées permettront de mieux comprendre quelles conditions principales doivent être réalisées dans la préparation du kéfir. On sait, en effet, que toutes les fermentations ont leurs exigences particulières, et l'on conçoit qu'il ne suffise pas, pour obtenir régulièrement un kéfir à peu près constant, de mettre indéfiniment du lait en présence des mêmes grains spéciaux.

De même, pour fabriquer de la bière, il ne suffit pas d'additionner de levure de bière le moût fermentescible : il faut préserver la culture contre l'invasion des levures sauvages et des bactéries, la faire évoluer à une température déterminée et aussi invariable que possible, l'entretenir d'abord en des cuves ouvertes et la laisser s'achever en vase clos. Toutes ces pratiques, et d'autres encore, l'empirisme les avait dictées aux anciens brasseurs, mais les brasseurs d'aujourd'hui, instruits par les admirables recherches de Pasteur et des bactériologistes, en saisissent la raison, en supputent la valeur, les modifient suivant les circonstances, et c'est ainsi que l'industrie de la bière, scientifiquement conduite, assure une grande constance aux produits qu'elle réalise.

Un parallèle assez étroit peut se poursuivre, cela se comprend, entre la préparation de la bière et celle du kéfir. Dans celle-ci comme dans celle-là, on assure la pureté des cultures par la stérilisation de la matière fermentescible, par une sélection attentive du ferment, par l'asepsie des vases où la fermentation s'opère. Aussi convient-il de soumettre à une ébullition préalable le lait employé, et de contrôler, soit au moyen de certains indices que la pratique révèle, soit à l'aide d'examens bactériologiques, la composition des grains de kéfir qu'on utilise. A ce prix seulement, les fermentations se succèdent d'une façon continue et régulière, sans échecs et sans mécomptes.

Autre point de comparaison : pour que la bière soit de bonne qualité, il ne suffit pas que la levure soit exempte d'impuretés, il faut encore que la culture évolue dans des conditions rigoureusement réglées ; car la même levure engendrera, dans le même moût, des modifications différentes, suivant que des conditions différentes lui seront offertes. C'est ainsi que, pendant un temps déterminé, la fermentation est opérée en cuves ouvertes, puis en bouteilles ou en fûts. C'est ainsi encore que le degré de température joue un rôle important : la bière sera bonne, ou médiocre, ou mauvaise, suivant que les conditions convenables auront été bien ou mal remplies. Il en est de même pour la préparation du kéfir : il est bon que la fermentation se produise, durant un certain temps, dans des vases ouverts protégés par de l'ouate ou de la gaze contre l'introduction des microbes de l'air, et c'est, par contre, dans des bouteilles hermétiquement closes que le travail s'achève. Quant à l'influence de la température, elle est, pour le kéfir, des plus considérables ; elle l'est d'autant plus que le ferment est ici complexe et se compose de plusieurs espèces : à telle température, la levure prendrait une vitalité et un développement excessifs ; à telle autre, ce serait l'inverse. Pour que les divers microorganismes remplissent exactement leurs tâches respectives dans la mesure voulue, il est nécessaire de mettre en œuvre des étuves à température réglée. Autrement, après un certain nombre de générations, la proportionnalité serait forcément rompue entre les différents germes et la qualité du produit progressivement altérée.

Il nous reste à parler d'une particularité qui est propre à la fabrication du kéfir : il faut, de temps en temps, autant que possible à intervalles réguliers (on doit même le faire dans le courant de la nuit aussi bien que pendant la journée), secouer les vases où la fermentation s'opère. Cette manœuvre a plusieurs raisons. D'abord elle contribue à diviser les grumeaux de caséine et multiplie leurs contacts avec les ferments solubles capables d'agir sur eux. En second lieu, elle répartit uniformément dans toute la masse les microorganismes et leurs produits de sécrétion. Ce point ne manque pas d'importance, car les bulles d'acide carbonique soulèvent et maintiennent suspendues les parcelles solides et les germes qui leur sont adhérents, et qui tendent dès lors à former, dans la partie supérieure des vases, une couche flottante. Ne voyons-nous pas semblable agitation réalisée par l'estomac, qui brasse incessamment son contenu pour favoriser les actes chimiques nécessaires ?

Voilà, pensera-t-on peut-être, des préceptes bien minutieux ; les Tartares du Caucase, qui préparent du kéfir depuis des siècles, apportent-ils dans leurs opérations une telle rigueur scientifique ? Non, sans doute ; et cependant, à en juger par les récits des voyageurs, les règles que le pur empirisme a enseignées aux Tartares ne s'écartent pas, autant qu'on pourrait le croire, de celles que la théorie moderne des fermentations nous signale comme nécessaires. Au surplus, il est fort possible que certaines conditions cosmiques, réalisées par la nature sur les sommets du Caucase, favorisent en ces régions la fermentation kéfirique : telles seraient, par exemple, des conditions spécialement favorables au développement des microorganismes utiles et spécialement défavorables aux germes parasites du kéfir. Cette hypothèse trouve des arguments d'analogie dans certains faits relatifs à la fabrication des fromages, autres produits de fermentation du lait : ne sait-on pas que telle sorte de fromage se produit quasi naturellement dans telle région et ne s'obtient qu'à grand'peine dans d'autres régions parfois très voisines? Qualités particulières du lait, flore microbienne déterminée, circonstances climatériques connues ou obscures : autant de facteurs qui sont présents dans un lieu donné, et qu'il faut ailleurs réaliser par des procédés artificiels. Toutes les fermentations, tous les phénomènes de vie en sont là.

Néanmoins, même sans réunir rigoureusement les conditions que nous avons dites, on peut obtenir, pour l'usage domestique, un kéfir agréable. Pour cela, on ajoute à deux parties environ de lait stérilisé une partie de kéfir déjà préparé; on enferme le mélange dans des bouteilles hermétiquement closes, et au bout de deux jours en moyenne, plus ou moins suivant les circonstances et notamment suivant la température ambiante, le kéfir sera à point ; une partie pourra servir à son tour de levain pour une préparation nouvelle. En pareil cas, il ne faut pas s'attendre à obtenir toujours un breuvage semblable à lui-même; d'ordinaire, les germes primitifs ne tardent pas à s'altérer, et des germes nuisibles ne manquent guère de s'y associer.

Aussi convient-il tout au moins de régénérer
de temps en temps les cultures, ou plutôt
d'en interrompre de temps en temps la série
en repartant d'un kéfir neuf, procréé directe-
tement par le grain spécifique.

On peut encore préparer soi-même du kéfir
en mettant dans du lait une poudre sèche
qui se trouve dans le commerce et qui renferme les germes spéciaux dans la proportion
voulue. Ce procédé est plus simple et fournit
des résultats plus constants.

Dans tous les cas, on doit chercher à réaliser, dans la mesure du possible, les conditions que nous avons passées en revue tout à
l'heure. Plus on s'y astreindra, plus on aura
chance de se rapprocher d'un produit parfait.
Il est désirable que les bouteilles en fermentation soient maintenues à une température
de 20° environ.

C'est surtout pendant le premier jour de
la préparation du kéfir qu'il est utile de prendre à cet égard de grandes précautions ; c'est
alors, en effet, qu'une des fermentations, la
fermentation lactique, par exemple, peut
prendre sur les autres une avance considérable, entraver leur mise en route, et usurper

définitivement, à leurs dépens, une prédominance excessive.

Les trois variétés de kéfir.

Nous avons comparé le kéfir au vin, à la bière ; mais une différence profonde l'en distingue, et nous devons y insister. Le vin et la bière, une fois préparés, sont à peu près immuables dans leur composition, car la fermentation qui leur a donné naissance est achevée ou enrayée. Il n'en est pas ainsi du kéfir, qui est, lui, en voie de fermentation au moment même où on doit le boire : on ne peut le conserver plus d'une journée sans qu'il change sensiblement de composition et, partant, de propriétés.

Plus on s'éloigne du début de la fermentation, plus l'acide lactique, l'alcool et l'acide carbonique sont abondants ; plus aussi la caséine achève de se dissoudre, si bien que le kéfir tend à reprendre la fluidité première du lait.

On a coutume de désigner sous les termes de kéfir n° 1, n° 2 et n° 3 le kéfir qui a subi, durant un, deux et trois jours pleins, la fermentation normale, c'est-à-dire une fermentation qui s'est opérée, tout au moins pendant les premières vingt-quatre heures, dans les conditions que j'ai signalées.

Les trois variétés de kéfir ont des propriétés physiologiques un peu différentes, que la thérapeutique peut d'ailleurs mettre à profit. Elles agissent notamment d'une façon variable sur la fréquence des selles : d'une façon générale, et sauf variantes individuelles, le n° 1 est très légèrement laxatif, le n° 2 n'a pas d'action spéciale à ce point de vue, et le n° 3 constipe quelque peu. C'est le plus souvent le n° 2 que l'on utilise, soit comme boisson hygiénique, soit comme médicament.

Les maladies du kéfir.

Le vin, la bière ont des maladies ; il existe aussi des maladies du kéfir, dont deux surtout sont assez communes (Dimitrieff) : ce sont l'*aigrissement* et la *mucification*.

L'*aigrissement* survient quand le champignon est resté longtemps à l'état sec, ou quand on a négligé de le laver soigneusement et fréquemment dans l'intervalle des fermentations. Le lait prend une odeur aigre, une saveur acide excessive et désagréable, et se coagule rapidement.

La *mucification* est liée à un état particulier des champignons, qui deviennent mous, friables. Le kéfir contient alors des filaments mucilagineux, il prend une saveur fade, douceâtre, particulière, qui rappelle le goût du moisi, et la caséine y est incomplètement coagulée.

Nous avons observé parfois, dans des essais de cultures de kéfir, intentionnellement défectueux, exécutés avec l'aide de M. Moguilewski, une odeur et surtout une saveur sulfureuse légères, sans que nous ayons pu constater en pareil cas les réactions usuelles des sulfures.

On peut aussi considérer comme une maladie du kéfir une production notable d'acide butyrique, substituant à la saveur de l'acide lactique un goût désagréable de beurre rance.

Ajoutons enfin que le kéfir obtenu par des réensemencements successifs, de bouteille à bouteille, sans intervention directe des grains, dégénère le plus souvent au bout d'un temps assez court, et finit par n'être plus guère autre chose que du lait caillé battu, du fromage blanc délayé.

Ces maladies ont pour causes soit un vice de nutrition et de développement des ferments spécifiques, soit une contamination du kéfir par des bactéries étrangères : le grain de kéfir, association symbiotique de plusieurs espèces cellulaires, connaît, à la façon d'un organisme individualisé, les *maladies dystropiques* et les *maladies infectieuses*. On y remédie en triant et rejetant les grains malades, que l'on discerne avec de l'habitude, à leur couleur et à leur consistance anormales ; sinon la maladie pourrait gagner les grains encore indemnes. Les grains malades peuvent d'ailleurs, moyennant un régime approprié, retrouver leur santé première. En tout cas, il est prudent, pour se prémunir contre l'éventualité de pareils accidents, d'entretenir en même temps plusieurs cultures : si l'une s'altère, les autres suppléeront.

Dans un autre article, nous envisagerons le kéfir au point de vue diététique et thérapeutique. Dès maintenant, étant donné sa nature et sa composition, nous pouvons entrevoir ses principales propriétés physiologiques. Avant tout, le kéfir constitue, comme le lait dont il procède, un aliment complet; il offre cet avantage, de représenter du lait en grande partie digéré et dont la matière albuminoïde est déjà presque immédiatement absorbable; de là les deux grandes indications du kéfir : maladies du tube digestif et état de déchéance de la nutrition.

CHAPITRE II

LES BASES DE LA KÉFIROTHÉRAPIE

Les propriétés du kéfir au point de vue
thérapeutique.

Dans l'article précédent, nous avons envisagé
le kéfir au point de vue chimique et bactériologique; c'était une introduction nécessaire à l'étude
que nous voudrions faire de ses propriétés physiologiques et de ses applications médicales.

Quand on consulte les auteurs, nombreux surtout en Russie[1] et en Allemagne, qui ont écrit
sur la médication kéfirique, on les soupçonnerait
volontiers de céder à un véritable engouement,

---

1. Nous remercions M. Al. Moguilewski, notre collaborateur et ami, qui a bien voulu nous résumer les travaux
en langue russe et nous a traduit la dernière édition du
traité de Dimitrieff.

tant sont copieux les éloges et rares les restric-
tions formulées. Pourtant, quand on considère
que la vogue médicale du kéfir, dans les pays où
elle a pris naissance, n'a fait que grandir depuis
plus·de vingt années, il devient difficile de l'im-
puter à un caprice de la mode, à une méprise de
l'opinion.

Pouvons-nous du moins, connaissant la nature
et la composition du kéfir, lui prévoir d'importantes propriétés thérapeutiques? C'est une question que nous nous poserons d'abord. Après ce
chapitre théorique, nous signalerons les principaux effets physiologiques du kéfir et nous en
chercherons l'explication. Nous aurons à signa-
ler quelques recherches et réflexions qui nous
sont personnelles.

Rôle thérapeutique des divers éléments du kéfir.

Le kéfir est du lait de vache modifié par des
ferments spéciaux. Cela étant, notre plan est
tout tracé : 1º au point de vue nutritif, que vaut
le kéfir comparé au lait? 2º Les ferments du
kéfir ont-ils, par eux-mêmes, un rôle thérapéu-
tique? 3º quelle action faut-il attribuer à divers
produits définis engendrés par la fermentation
kéfirique?

I. — *Au point de vue nutritif*, le kéfir possède avant tout les propriétés du lait; l'expérience démontre d'ailleurs, comme nous le verrons tout à l'heure, que dans les cas où le lait trouve des indications, le kéfir peut presque toujours lui être substitué. Dans notre article antérieur, nous avons dit comment les microorganismes du kéfir, à la façon des cellules glandulaires gastriques, digèrent *in vitro* la caséine. Le kéfir apporte à l'estomac, disions-nous, une besogne aux trois quarts faite. Il en résulte que, pour un travail égal de l'estomac, la transformation de la caséine, et, par suite, son assimilation, sera plus parfaite avec le kéfir qu'avec le lait. C'est ainsi que le kéfir, sans être plus riche que le lait en matière azotée, peut se montrer plus nourrissant que lui : ce qui nourrit n'est pas ce qu'on ingère, mais bien ce qu'on digère, ou mieux ce qu'on assimile.

May[1] a récemment institué avec 6 litres 1/2 de kéfir une expérience de deux jours sur le degré d'absorption de cette boisson; il en résulte que l'adulte *absorbe notablement mieux* le kéfir que le lait ordinaire; en effet la perte de substance sèche par les fèces (azote, graisse, cendres) était très minime.

---

1. Cité par Munk et Ewald, *Traité de diététique*, traduction chez Carré et Naud, 1897.

Théodoroff a noté, d'autre part, que l'usage du kéfir chez les tuberculeux élevait considérablement le nombre des globules rouges.

M. Bianchi a bien voulu, sur notre demande, étudier comparativement, au point de vue de la durée de leur séjour dans l'estomac, le kéfir et le lait. Ses premières recherches à ce sujet lui ont montré que l'estomac évacue plus rapidement le kéfir, ce qui serait conforme aux prévisions théoriques. Ces expériences ont été faites à l'aide du phonendoscope de Bianchi.

II. — Les *ferments* du kéfir, en dehors de leurs fonctions digestives, n'ont-ils point, par eux-mêmes, une action bienfaisante sur l'organisme? L'affirmative n'est guère douteuse.

Remarquons d'abord que les ferments figurés du kéfir ont pour habitat coutumier un milieu fortement acide. Aussi pourront-ils, à l'inverse d'un grand nombre de bactéries que tue l'acidité du milieu gastrique, traverser l'estomac sans pâtir et se déverser vivants dans l'intestin. Il doit en être de la levure du kéfir comme de la levure de bière, qui se développe, elle aussi, en liqueur acide. Or nous avons fait récemment, avec la levure de bière, des expériences relatives au sujet qui nous occupe.

Nous avons mis de la levure sèche dans des

tubes à essai contenant du suc gastrique d'homme,
et nous avons vu, dans l'étuve à 37°, la levure
conserver sa vitalité et ses propriétés fermenta-
tives pendant plusieurs jours. Et cependant, un
des sucs gastriques employés présentait une acidité et une teneur en acide chlorhydrique relativement très fortes [1].

Si les germes de kéfir parviennent dans l'intestin, la réaction alcaline de certains liquides qu'ils y
rencontrent ne va-t-elle pas nuire à leur vitalité?
Non, car notre ami et collaborateur, M. Ch. Comte,
a vu, dans des recherches encore inédites, l'activité
des ferments kéfiriques s'exalter, loin de s'amoin-
drir, dans du lait artificiellement alcalinisé.

Ces diverses expériences, dont nous publierons
le détail plus tard, conduisent à admettre que les
germes du kéfir, ainsi que les ferments chimiques
sécrétés par eux, exercent leur activité *dans
toute l'étendue du tractus gastro-intestinal.* Leur
activité se traduisant en particulier par des
phénomènes digestifs, ils collaborent ainsi avec
les agents normaux de la digestion. Mais tout
porte à croire que leur rôle ne se borne pas là :
les microorganismes du kéfir, très vivaces, ne

---

1. Ces lignes étaient sous presse quand a paru, dans la
Semaine médicale, un intéressant article de Nobécourt sur
le sort des levures dans le tube digestif.

peuvent manquer de nuire dans une large mesure, en vertu des lois de la lutte pour la vie, aux
bactéries qu'ils rencontrent dans les voies digestives. Quand ces dernières bactéries sont pathogènes par nature ou le sont éventuellement deve-
nues, le combat doit s'engager, au profit de
l'organisme, entre les parasites qui le menacent et
les hôtes bienfaisants qui le viennent défendre.

Enfin, tirant encore de nos expériences personnelles sur la levure de bière un argument
d'analogie, nous considérons comme très probable
une action destructive exercée par le kéfir *non
seulement sur les microbes intestinaux, mais
aussi sur leurs toxines.* Cherchant à élucider le
mode d'action thérapeutique de la levure de
bière, nous avons été amenés à constater que
celle-ci exerce, sur la toxine diphtérique, un
effet neutralisant des plus énergiques. Cette action,
que nous avons pu rapporter aux sécrétions
acides de la levure [1], a été confirmée par Nobécourt peu de temps après. Probablement, au surplus, d'autres toxines que la diphtérique, et en
particulier certaines toxines engendrées dans
l'intestin, seraient dans le même cas. *Destruction*

---

1. HALLION et CARRION. — *Intermédiaire des Biologistes*,
Juillet, 1899. — HALLION. — Volume jubilaire de la Société
de Biologie. Masson, 1899, p. 677.

*des toxines, action empêchante sur le développe-
ment des microbes* producteurs de toxines, c'est peut-être par ce mécanisme que la levure de bière agit sur la furonculose, et nous nous sommes demandé, soit dit en passant, s'il ne serait pas intéressant de mettre à l'essai le traitement de la furonculose par le kéfir. C'est par ce mécanisme, en tout cas, que MM. Thiercelin et Chevrey ont expliqué les résultats remarquables qu'ils ont obtenus de la levure de bière dans les diarrhées infectieuses de l'enfant. La levure du kéfir est sans doute comparable, en cela, aux levures de la bière.

Si les considérations qui précèdent sont fortement appuyées par nos recherches personnelles, il convient de dire qu'elles découlaient nettement aussi des faits relatifs à l'action curative de l'acide lactique sur les diarrhées infectieuses (Hayen et Lesage) et M. Thiercelin, comme nous le verrons, avait invoqué précisément l'action microbicide et antitoxique pour expliquer les heureux effets du kéfir en pareil cas.

Enfin, il n'est pas impossible que, parmi les diastases et autres produits solubles sécrétés par la levure et les bactéries spécifiques du kéfir, il y en ait qui s'absorbent, se diffusent et remplissent un rôle utile dans l'ensemble de l'organisme, soit qu'elles y collaborent avec des fonctions amoindries, soit qu'elles s'y opposent à des processus anormaux. Mais ici nous sommes sur le terrain de la pure hypothèse, et nous ne connaissons aucun fait précis sur lequel nous puissions nous appuyer. Dans nos expériences, nous n'avons, il faut le dire, obtenu de la levure aucun effet bien appréciable, lorsqu'au lieu de la mélanger *in vitro* avec la toxine, nous l'injections isolément à l'animal déjà intoxiqué ou sur le point de l'être.

Quoi qu'il en soit, même réduits aux attributs que leur assignent toutes les vraisemblances, les germes du kéfir sont capables d'une *action directe* des plus importantes, qui n'a pas été, croyons-nous, suffisamment mise en lumière. La thérapeutique de l'avenir nous réserve sans doute plus d'un exemple du même genre.

Etant donné que les fonctions élémentaires, la fonction digestive, entre autres, sont partout fort analogues, soit qu'elles aient été spécialisées dans des cellules particulières d'un grand organisme, soit qu'elles appartiennent à certaines espèces d'individus cellulaires indépendants ; étant donné, d'autre part, que chez les infiniment petits, la lutte s'exerce entre espèces rivales, il est à croire que les grands organismes pourraient trouver en maintes circonstances, parmi les humbles, des auxiliaires précieux, collaborateurs dans certaines besognes ou défenseurs contre certaines attaques.

Il semble bien que les germes du kéfir remplissent, dans le tube digestif, ce double rôle utile. Soit dit en passant, depuis que des êtres vivants, tels que le kéfir et la levure de bière, ont pris une place importante parmi les agents médicamenteux, il ne serait pas inutile de désigner, sous le nom de *biothérapie*, un chapitre récemment ouvert dans la thérapeutique.

III. — Dans le kéfir envisagé au point de vue thérapeutique, nous accordons aux germes vivants une importance considérable ; nous faisons, par contre, bon marché des vertus médicamenteuses qu'on s'est ingénié à relever dans quelques-unes des substances dissoutes.

L'*acide carbonique* exercerait, dit-on, une action anesthésiante sur l'appareil nerveux de l'estomac et de l'intestin ; il produirait une hyperémie locale et favoriserait l'absorption : il tonifierait les muscles du tube digestif ; enfin, pénétrant dans le sang, il contribuerait, chez les fébricitants, à réfréner les échanges organiques et à diminuer l'hyperthermie. L'*alcool* stimulerait les éléments nerveux du tractus gastro-intestinal et activerait ainsi les sécrétions utiles ; absorbé, il tonifierait les centres nerveux. L'*acide lactique* favoriserait la digestion des matières protéiques, activerait les contractions péristaltiques.

Ces considérations (et nous en passons beaucoup d'autres) ont été relevées avec trop de complaisance par M. Dimitrieff. Admettons l'action excitante locale de l'acide carbonique, les effets stimulants généraux de l'alcool, l'influence, démontrée par MM. Hayem et Lesage, de l'acide lactique sur les diarrhées infectieuses : hors de là, rien de bien solide dans les hypothèses formulées.

Les auteurs s'ingéniant à expliquer, coûte que coûte, les remarquables effets thérapeutiques observés, ont été portés à exalter les propriétés médicamenteuses des produits définis que les chimistes ont jusqu'à présent reconnus et dosés. La solution du problème nous paraît être ailleurs, comme nous l'avons dit.

Action du kéfir sur diverses fonctions.

Action sur la digestion. — D'après les recherches de M. Hayem[1], le kéfir n'agit pas sur les processus digestifs par sa présence seulement ; même après qu'on en a cessé l'usage, pourvu que cet usage ait été suffisamment prolongé, la *digestion gastrique* reste modifiée. Pour établir le fait, on déterminait, par la méthode d'Hayem et Winter, le

---

1. HAYEM. — « Leçons de thérapeutique. Les médications », 4ᶜ série.

type stomacal d'un malade, d'abord avant la cure
kéfirique, puis plus tard, immédiatement après
cette cure, ou mieux encore quelques jours après.

Dans ces conditions, du moins *chez les hypopeptiques*, on note que la chlorurie s'est accrue,
ainsi que la formation d'acide chlorhydrique
libre ; on note aussi une production plus normale
des composés chloro-organiques, c'est-à-dire que
ceux-ci augmentent ou diminuent suivant que
leur abondance était préalablement diminuée ou
augmentée par le fait de l'état morbide. De
plus, quand il existe une fermentation acide
anormale, la kéfirothérapie la fait disparaître ; elle
substitue quelquefois à la réaction acétique une
certaine réaction lactique, mais, comme valeur
d'acidité, celle-ci est moindre que celle-là.

Action sur la nutrition générale. — Tous les
auteurs qui se sont occupés du kéfir s'accordent à
le considérer comme un aliment des plus nourris-
sants. Pour réparer les forces de l'organisme débi-
lité, pour remédier à l'amaigrissement, il n'est peut-
être pas de procédé plus sûr que la kéfirothérapie.

Et pourtant le kéfir ne renferme d'autres substances que les éléments constituants du lait, mo-
difiés d'une certaine manière. Comment se peut-il
qu'on obtienne avec le kéfir des effets nutritifs
supérieurs à ceux que fournissait le lait employé
aux mêmes doses ?

Quand on envisage la valeur alimentaire d'une substance, il ne faut pas considérer seulement le coefficient dynamogénique théorique des corps qui la constituent, il faut encore tenir compte de la facilité avec laquelle l'organisme assimile ces corps et utilise l'énergie latente qu'ils recèlent. Or l'assimilation du kéfir est, nous l'avons vu, plus facile que celle du lait. En ajoutant du lait à un régime déjà substantiel, on imposerait au tube digestif un surmenage auquel souvent il se refuse ou dont il pâtit ; le kéfir, qui est du lait digéré, apporte à l'organisme le même supplément d'alimentation en lui épargnant une bonne partie de la besogne digestive.

On ne s'est pas contenté d'établir, par l'observation simple, la valeur nutritive du kéfir. Plusieurs auteurs ont étudié, par l'analyse méthodique des urines, les transformations qu'il subit dans le cours des échanges organiques.

Action sur la sécrétion urinaire. — Biel avait exécuté, en 1874, un travail intéressant sur les échanges organiques pendant la cure de koumis. Or le kéfir présente avec le koumis les plus grandes ressemblances, à cela près que le koumis procède du lait de jument, tandis que le kéfir procède du lait de vache, et que la valeur nutritive du koumis est notablement inférieure à celle du kéfir. Les effets du kéfir doivent donc être semblables, au degré près, à ceux du koumis, et c'est en effet ce que l'expérience démontre.

Georgewski[1] évalue le poids global des matériaux solides que contient l'urine des vingt-quatre heures. Suivant que le malade ne prend pas de kéfir ou qu'il en prend, les chiffres moyens obtenus passent, dans un cas de cirrhose du foie, de 13 à 18 grammes, et, dans 4 cas de tuberculose, respectivement de 82 à 94 ; de 49 à 55 ; de 39 à 66 ; de 35 à 40. D'après ces recherches, sous l'influence du kéfir, tous les matériaux solides augmentent, et spécialement l'urée ; il y a donc *suractivité des échanges*.

Les expériences d'Alexeyeff[2] ont porté sur des sujets sains ; elles ont fourni les mêmes résultats : le poids du corps augmentait.

Je citerai enfin les recherches d'Olschanetzky[3], faites chez le professeur O. Wyss (de Zurich). Cet auteur analyse, jour par jour, l'urine d'un sujet soumis à la cure de kéfir ; il apprécie les variations de l'acidité ; il dose le chlore, l'acide sulfurique, l'urée et l'acide urique, calcule, enfin, les quantités de ces divers éléments excrétées chaque jour et en dresse les courbes.

---

1. GEORGEWSKI. — *Wratsch*, 1884, p. 366-381.
2. Cité par DIMITRIEFF. — *Loc. cit.*
3. OLSCHANETZKY. — *Deutsche med. Wochenschrift*, 1890, XVI, p. 589-592.

Sous l'influence du kéfir, soit administré seul, soit associé à d'autres aliments, l'urine, devenant très abondante, se trouve diluée, cela se conçoit, par la grande quantité d'eau qui traverse l'organisme. La quantité d'urée des vingt-quatre heures augmente, ce qui implique une plus grande quantité d'albumine élaborée. Par contre, la quantité d'acide urique diminue, ce qui atteste une meilleure utilisation de l'albumine. Enfin, *l'acidité de l'urine diminue* au point de disparaître à certains moments.

Ce dernier fait vaut qu'on s'y arrête. En effet, le kéfir renferme une quantité assez considérable d'acide lactique libre et l'on pourrait s'étonner, au premier abord, de voir cet acide s'introduire dans l'organisme sans augmenter l'acidité des plasmas et, par suite, celle de l'urine. C'est qu'en réalité l'acide lactique est complètement brûlé dans l'organisme ; abstraction faite des déchets azotés, ce sont, en réalité, les cendres du kéfir qui passent dans la sécrétion rénale, et ces cendres, étant alcalines, *atténuent l'acidité urinaire*.

Il importe de noter que dans les diverses expériences apportées, le poids du sujet augmentait généralement ; il y avait en même temps *accélération des échanges* et *augmentation des réserves nutritives*.

CHAPITRE III

LA PRATIQUE DE LA KÉFIROTHÉRAPIE

Ayant considéré le kéfir au point de vue de la bactériologie, de la chimie et de la physiologie thérapeutique, il nous reste à déterminer la manière dont on l'emploie, les cas où il est spécialement recommandable et ceux où il a paru contre-indiqué.

Mode d'emploi du kéfir.

Le mode d'emploi du kéfir peut varier beaucoup suivant la nature de la maladie, et plus encore peut-être suivant les préférences individuelles du malade. Toutefois, il est bon d'observer dans tous les cas certaines règles générales, dont deux sont particulièrement importantes au point de vue pratique : d'une part, on n'imposera pas d'emblée des doses journalières considérables avant d'avoir assuré l'accoutumance du malade ; d'autre part, même chez les malades accoutumés, la ration quotidienne sera prise par fractions espacées.

Il convient, disons-nous, de *débuter par des doses faibles.* On prescrira, par exemple, pour commencer, un ou deux verres dans une journée, à prendre par cuillerées ou tout au moins par petites portions. A la vérité, le kéfir plaît d'emblée à beaucoup de personnes, ou du moins ne leur déplaît pas, mais sa saveur acidulée et le léger bouquet spécial qui le caractérisent semblent souvent peu agréables à la première rencontre. Aussi faut-il parfois l'*insistance du médecin* pour faire agréer le kéfir ; il réclamera du malade simplement quelques jours de persévérance. *Il en est du kéfir comme de tout aliment,* de toute boisson dont la saveur est très particulière : tel breuvage gagne notre faveur qui nous avait, de prime abord, inspiré de l'aversion. De fait, les personnes accoutumées au kéfir y prennent parfois un goût extrême ; après l'avoir connu à titre de médicament, elles continuent, une fois guéries, à l'apprécier comme rafraîchissement, à la façon des Russes pour qui le bon kéfir est une boisson de luxe.

Quelle que soit la ration journalière, qu'elle

atteigne trois, quatre litres, et même davantage, il convient que *chaque prise n'excède pas la valeur d'un verre à bière* (environ 220 grammes). Cette dose sera bue assez lentement, par petites gorgées ; on évitera ainsi la brusquerie du dégagement gazeux qui se produirait dans l'estomac après une ingestion trop copieuse et trop précipitée.

L'addition d'un peu de sucre en poudre plaît à quelques sujets. Certains médecins recommandent de faire tiédir le kéfir avant de le boire ; cette pratique semble peu utile, sauf chez les enfants. En tout cas, la température ne devra pas atteindre 40°, sous peine d'altérer l'état physique dans lequel se trouve la caséine.

La quantité totale de kéfir à laquelle peut s'élever la *ration journalière*, si l'on met de côté les cas spéciaux dont nous parlerons tout à l'heure, n'a d'autre limite que l'appétence des malades (Dimitrieff). « Comme le kéfir n'est pas un remède pharmaceutique, mais un véritable moyen nutritif, il n'y a aucune loi réglant les doses de son emploi » (Maximow). Si le sujet est maintenu au régime kéfirique absolu pendant un temps assez long, la ration quotidienne atteint et parfois dépasse 20 grands verres (4 litres).

Quant à la manière dont il convient de répartir les doses dans le courant de la journée, le médecin et le malade disposent, à cet égard, *de la plus grande latitude*. Le kéfir, tout comme le lait, peut se prendre aux repas aussi bien qu'entre les repas. Voici d'ailleurs, à titre d'exemple, plusieurs types du régime kéfirique dont nous empruntons l'exposé à M. le professeur Hayem [1]; on pourra les modifier suivant les exigences des différents cas.

Régime kéfirique mixte. — La cure kéfirique dans les établissements russes spéciaux vise surtout le traitement de la phtisie. On fait prendre au malade trois fois par jour, en trois portions égales, d'une manière progressive, 1 verre à 2 litres et plus de kéfir.

La première prise a lieu le matin à jeun; le malade boit par petites gorgées, et laisse un intervalle de dix à quinze minutes entre chaque. verre; une demi-heure après la prise, il fait un petit déjeuner à la fourchette.

La deuxième portion se prend une demi-heure après ce petit déjeuner et doit être ingérée complètement une heure avant le dîner qui correspond à notre second déjeuner.

L'ingestion de la troisième portion a lieu deux heures après le dîner, pour se terminer une heure avant le souper.

---

1. Hayem. — « Les grandes médications ». Masson éditeur.

M. Hayem, pour adapter le mode d'emploi du kéfir aux habitudes françaises, procède comme il suit. Il fait prendre cette boisson en trois portions : la première entre les deux premiers déjeuners, la seconde entre le déjeuner et le dîner, la troisième le soir. On augmente progressivement la dose. A partir de six grands verres, les malades doivent consommer une partie du kéfir aux repas et une partie en dehors d'eux. C'est ainsi que de neuf verres de kéfir, six seront pris au déjeuner et au dîner et trois entre les repas. Avec ce régime, on prescrit une alimentation légère, et on supprime les autres boissons dès que le malade atteint la dose de neuf grands verres (deux litres).

Régime kéfirique exclusif. — Le kéfir peut constituer la base d'un régime exclusif, à la condition que les sujets ne soient pas soumis à un travail actif. Il faut alors employer 20 à 25 verres de kéfir par jour (3 ou 4 litres); on les fera prendre à intervalles très réguliers. M. Hayem applique rarement le régime kéfirique absolu; le régime mixte, mieux toléré en général, suffit le plus souvent. Toutefois, il utilise le régime absolu chez les néphrétiques hypopeptiques, chez les apeptiques très débiles et dans les cas d'entérite chronique.

Régime lacto-kéfirique. — On peut enfin com-

biner ensemble le régime kéfirique et le régime
lacté : on évite ainsi le dégoût qu'engendrerait
parfois l'un ou l'autre de ces régimes, établi
d'une manière exclusive.

Indications et contre-indications du kéfir.

On a reconnu au kéfir des indications extrêmement nombreuses. Cela s'explique, si l'on
songe que cette boisson, aliment complet et
d'assimilation facile, a pour double avantage
d'entretenir les forces et de ne demander au tube
digestif qu'un faible travail.

PHTISIE PULMONAIRE. — A l'étranger, notamment en Russie, ce n'est pas dans les dyspepsies
diverses, mais dans la *phtisie pulmonaire*, que la
kéfirothérapie trouve *sa plus large application*.
Tous les auteurs s'accordent à louer cette médication; quelques-uns même considèrent les résultats obtenus comme trop importants pour résul-
ter en pareil cas d'une suralimentation pure et
simple, et ils n'hésitent pas à voir dans le kéfir
un véritable spécifique de la tuberculose. Cette
conception n'a rien d'absurde en soi, mais elle
demeure hypothétique, et les bénéfices de la kéfi-
-rothérapie peuvent s'accommoder d'une interpré-
tation plus banale.

Habituellement on a recours, en pareil cas, au régime kéfirique mixte, que nous avons indiqué tout à l'heure : en dehors du kéfir lui-même, dont la dose atteint 2 litres, et autant que possible les dépasse, l'alimentation sera aussi substantielle que faire se peut ; le kéfir permet précisément d'augmenter la quantité d'aliments, sans trop surmener les fonctions digestives.

Un des résultats les plus importants au point de vue pratique, c'est la suppression fréquente des *vomissements*, si communs et si désastreux chez les pthisiques. De même aussi la *diarrhée* s'amende, à moins qu'il n'existe une tuberculose intestinale avancée.

Par contre, d'après divers auteurs, les *hémoptysies*, tout au moins les hémoptysies abondantes *contre-indiqueraient* la kéfirothérapie. Si l'usage du kéfir aggrave réellement, comme ces auteurs le veulent, les hémorragies pulmonaires préexistantes, c'est peut-être par le relèvement de la pression sanguine que ce phénomène s'expliquerait.

MALADIES DU TUBE DIGESTIF. — Il n'est peut-être pas une seule maladie du tube digestif où la kéfirothérapie n'ait été préconisée par les divers auteurs qui ont étudié la question.

Dans l'*ulcère rond*, Lépine (de Lyon), Weiss

(de Vienne), O. Wyss (de Zurich), Georgewsky, etc.,
en ont obtenu de bons résultats [1].

Dans le *catarrhe gastrique* et le *catarrhe intes-
tinal*, Lépine, Dujardin-Beaumetz, Stern, Lœwenstein, ont particulièrement vanté le régime
kéfirique [2].

Lépine, Huguenin l'ont employé avec succès
dans les cas de *dilatation de l'estomac*.

Bref, à en juger par les travaux publiés, on
pourrait presque conclure que toute la pathologie
du tube digestif est justiciable de la médication
par le kéfir. Mais M. Hayem, qui fut un des premiers à vulgariser le kéfir à Paris, est, de tous
les auteurs, celui qui a étudié la question de plus
près et formulé les indications les plus précises ;
nous devons brièvement rapporter ses principales conclusions, qui sont les suivantes :

Toutes les dyspepsies gastriques ne sont pas
également justiciables du kéfir. Un certain nombre
de malades hypopeptiques étant devenus passa-

----

1. LÉPINE. — *Semaine médicale*, 1887, n° 4. — WEISS.
Wien. med. Wochenschrift, 1886, n°s 16 et 17. — O. WYSS.
Cité par Hayem, *Loc. cit.* — GEORGEWSKY. *Wratsch*, 1884,
p. 366-381.

2. DUJARDIN-BEAUMETZ. — « Leçon de clinique thérapeutique ». 1885, p. 299, 300 et 301 ; et SAILLET, *Thèse
de Paris*, 1886 ; KOSTA DINITCH, *Thèse de Paris*, 1888. —
STERN et LŒWENSTEIN. *Deutsche med. Wochenschrift*, 1885,
XI, p. 172 et 173.

gèrement hyperpeptiques après la cure kéfirique,
M. Hayem s'est abstenu, jusqu'à présent, de pres-
crire le kéfir d'une manière soutenue en cas
d'hyperpepsie. Cependant, quelques-uns de ses
malades hyperpeptiques l'ont parfaitement toléré,
et il considère comme possible que dans les cas,
nombreux d'ailleurs, qui s'accompagnent de peptonisation lente et de retard dans l'évacuation sto-
macale, le kéfir puisse agir favorablement; il
réserve son opinion sur ce point. Par contre, le
kéfir est *particulièrement approprié à la médication de l'hypopepsie*. D'ailleurs, les hypopeptiques tolèrent parfaitement le kéfir; assez rarement, certains malades éprouvent du dégoût
pour cette boisson ou manifestent après son
ingestion des signes d'intolérance gastrique :
aigreurs, renvois gazeux, pesanteur douloureuse.
Souvent, au bout de quelques jours, la tolérance
s'établit et permet d'arriver à des doses utiles.
Mais lorsqu'il s'agit d'une grande dilatation avec
stase gastrique prolongée, on est obligé de
renoncer à la cure kéfirique; on comprend ainsi
que le *cancer de l'estomac* constitue une indication
formelle pour la médication kéfirique, hormis les
cas de sténose pylorique accentuée.

Le kéfir est indiqué dans les cas compliqués
d'*entérite* chronique ou mieux de *diarrhée*, et,
dans des conditions parfois très graves, M. Hayem

a été plusieurs fois témoin de résultats extrêmement remarquables.

Un inconvénient du kéfir, lorsqu'il n'existe pas
de diarrhée, résulte de ses effets constipants; on
rencontre toutefois des malades chez lesquels la
constipation disparaît en raison de l'amélioration
des digestions gastriques.

Rappelons qu'en général les trois variétés de
kéfir ont, à ce point de vue, sauf particularités
individuelles dont la raison nous échappe, des
effets distincts : le n° 1 est laxatif, le n° 3 est
constipant, tandis. que le n° 2, intermédiaire,
n'influence pas ou influence peu la fréquence des
défécations.

Très souvent, le kéfir se montre efficace contre
les *vomissements* en général, et en particulier
contre les vomissements incoercibles de la gros-
sesse.

En résumé, il n'y a guère de contre-indications
à l'emploi du kéfir dans aucune maladie du tube
digestif; toutefois, il faut savoir que cette boisson
risque d'être mal tolérée par les hyperpeptiques,
ou du moins par un certain nombre d'hyperpeptiques.

Maladies de l'appareil circulatoire. — Dans
les *cardiopathies* (Dimitrieff, Georgewsky), dans
les cas de *stase veineuse porte* et, d'une façon géné-

rale, toutes les fois que la circulation veineuse s'opère mal, le kéfir serait souvent contre-indiqué, de même d'ailleurs que le lait et pour une raison semblable : on craint de surcharger les vaisseaux par le liquide surajouté et de surmener le cœur. Toutefois, à ces considérations tirées de l'hydros-tatique on pourrait en opposer d'autres, basées sur les recherches récentes relatives à la pression osmotique du sang : von Koranyi a montré que le sang des cardiaques présente une concentration moléculaire excessive et demande dès lors à être dilué. La question doit donc être résolue non par des arguments purement théoriques, mais par des faits d'observation.

Maladies de l'appareil respiratoire. — Plusieurs auteurs prétendent que le *catarrhe chronique* de la muqueuse bronchique est favorablement in-fluencé par le kéfir, soit que celui-ci tarisse la sécrétion, soit que, la rendant plus fluide, il faci-lite l'expectoration et diminue la toux par cela même. Ces faits demandent peut-être confir-mation.

Ajoutons, pour mémoire, qu'on a rangé le kéfir parmi les innombrables remèdes de la *coqueluche*. Il est admissible que le kéfir, séjournant dans l'estomac moins longtemps qu'aucun autre ali-ment peut-être, rende des services quand les vomissements sont répétés à la suite des quintes;

mais il est peu probable qu'il agisse directement contre la maladie elle-même, comme le veut Hirsch.

Maladies du rein. — Toutes les fois que le lait est indiqué, on peut, sans inconvénient, lui substituer le kéfir, en totalité ou partiellement. On sait que le régime lacté, surtout quand il est exclusif, provoque tôt ou tard un dégoût qui devient parfois insurmontable : on évite souvent cet écueil si l'on a recours au régime lacto-kéfirïque indiqué plus haut.

C'est bien à tort que l'on redouterait, en faisant ingérer ainsi de l'acide lactique, de rendre l'urine plus acide et plus irritante pour le rein. Nous avons vu, en effet, que l'analyse de l'urine pendant la cure kéfirique atteste précisément le contraire ; c'est un acide qu'on absorbe, c'est de l'alcalinité urinaire qu'on obtient.

Krakauer (de Vienne) a particulièrement vanté l'emploi du kéfir dans le mal de Bright [1].

Maladies dites diathésiques. — Krakauer dit avoir appliqué la kéfirothérapie avec succès, pendant dix années, à la « *diathèse urique* » ; d'après

---

1. Krakauer. — *Wien. med. Presse*, 1898, XXXIX, p. 134-141.

lui, le kéfir agit là comme médicament, et non pas seulement comme aliment. Il insiste sur la nécessité de commencer par de petites doses (trois ou quatre cuillerées à la fois). Au bout de quelques jours, il prescrit un litre par jour, soit un tiers entre les deux premiers repas et deux tiers depuis le deuxième déjeuner jusqu'au coucher; il estime que dans la diathèse urique, comme dans toute affection chronique, la cure *doit durer toute une année*, avec de courtes interruptions, sous peine d'être inefficace.

En dehors de la goutte typique, l'auteur a traité de la même manière des cas de dyspepsie, de *lithiase biliaire*, de *lithiase rénale*, qu'il subordonne à la même diathèse, et aussi des cas de *rhumatisme chronique*.

Olschanetzky a vu également le kéfir agir efficacement dans un rhumatisme chronique; c'est à ce propos qu'il a entrepris les recherches que nous avons citées et constaté en particulier une diminution de la quantité d'acide urique des vingt-quatre heures, sous l'influence de ce régime.

État défectueux de la nutrition. — Pour compléter la liste des indications du kéfir, il suffirait de passer en revue tous les cas où la nutrition languissante a besoin d'être suractivée. Il faudrait citer en particulier l'*anémie* sous toutes ses formes, qu'il s'agisse de *chlorose* (Eichhorst, Wyss, etc.), ou des diverses anémies symptomatiques, toutes les maladies chroniques non encore énumérées : *cancer, infections* prolongées, etc., la *convalescence* des maladies d'ordre médical ou chirurgical.

MALADIES DES ENFANTS. — La *diarrhée infantile* aiguë ainsi que les diarrhées chroniques sont justiciables du kéfir. Monti (de Vienne)[1] paraît avoir le premier employé ce remède chez l'enfant de six mois et plus; on l'a, depuis lors, appliqué avec de bons résultats chez des sujets plus jeunes. Thiercelin (*Thèse de Paris*, 1894) le recommande chez le nourrisson atteint de diarrhée aiguë ou chronique.

Quand le lait, même fortement coupé d'eau et administré à de très faibles doses, entretient les accidents, « on peut recommander le kéfir n° 2, qui, dans certaines circonstances, est mieux toléré et qu'on doit continuer exclusivement[2] ».

Il est fort probable que le kéfir doit ses propriétés curatives, en pareil cas, d'une part à l'acide lactique, dont les travaux de MM. Hayem et

---

1. MONTI. — *Allg. Wien. med. Zeitung*, 1887, p. 265-280.
2. A. JOSIAS. — « Thérapeutique infantile », 1896, T. II.

Lesage ont montré l'efficacité thérapeutique à ce point de vue et dont M. Thiercelin a invoqué l'action microbicide et antitoxique ; d'autre pârt aux bactéries vivantes et aux diastases, qui substituent une fermentation inoffensive aux fermentations pathogènes [1].

Qu'il nous soit permis, à propos des maladies infantiles, de rappeler une idée que nous avions émise à propos du traitement de la *diphtérie*. Nos expériences nous avaient démontré avec la plus grande netteté un fait que MM. Roux et Yersin avaient à notre insu déjà signalé, à savoir, une influence neutralisante des acides sur la toxine diphtérique. « Aussi serait-il désirable, disions-nous [2], de produire, si possible, des substances acides au sein même de la fausse membrane. Il conviendrait (quand les fausses membranes sont accessibles) de tenter des badigeonnages avec de la levure de bière, et peut-être avec des cultures d'autres microorganismes à sécrétions acides. Si l'on parvenait à faire vivre de tels microorganismes dans les fausses membranes,

---

1. Voy. Thiercelin, *loco citato*.
2. Hallion. — « Action de la levure de bière et des acides qu'elle sécrète sur la toxine diphtérique ». Volume jubilaire du cinquantenaire de la *Société de Biologie*, 1899, Masson, éditeur.

on pourrait espérer de voir le poison diphtérique,
agent immédiat de la maladie, se neutraliser au fur
et à mesure de sa production. » Nous avons depuis lors pensé que le kéfir, ingéré fréquemment
par des sujets atteints de diphtérie buccale ou
pharyngée, atteindrait peut-être ce but. En tout
cas, l'expérience ne saurait être qu'inoffensive.

Contre-indications du kéfir.

Il sera peut-être utile de rappeler les principales contre-indications que nous avons eu l'occa-
sion de relever. Nous avons cité, non sans des
réserves imposées par des opinions divergentes,
les *cardiopathies*, les *stases du système porte*, le
rhumatisme. Ajoutons-y le *rachitisme*, s'il est
toutefois admissible que l'ingestion d'acide lactique soit capable d'aggraver cette maladie.

D'après M. Hayem, le kéfir ne convient pas à
beaucoup d'*hyperpeptiques*. L'*obésité* s'accommode
mal, cela est clair, d'une boisson dont le propre
est de produire de l'engraissement : c'est le seul
état pathologique où les mauvais résultats du
kéfir soient tout à fait incontestés.

De rares sujets présentent, vis-à-vis du kéfir,
non pas seulement une certaine aversion initiale,
dont un peu de persévérance triomphe, mais une

véritable *intolérance* qui persévère. C'est là une contre-indication que l'épreuve révèle et que, par avance, on ne saurait prévoir; ces faits ne s'expliquent d'ailleurs pas mieux que certaines réactions tout individuelles vis-à-vis des médicaments et même des aliments les plus divers.

*
* *

Cette rapide revue des applications du kéfir nous a montré, comme nous l'avions prévu, que *ses indications les mieux établies découlent logiquement de sa composition particulière*. Etant donné que le kéfir possède les propriétés physiologiques essentielles du lait, qu'il est doué, en outre, d'une digestibilité exceptionnelle, et enfin qu'il renferme des microorganismes et des diastases capables de lutter contre des bactéries et des toxines pathogènes, il était facile de présumer, *a priori*, ce que la thérapeutique, de fait, en obtient.

Paris. — L. MARETHEUX, imprimeur, 1, rue Cassette.